Ankündigung.

Die Behandlung der Unterschenkelgeschwüre bietet für den praktischen Arzt große Schwierigkeiten. Die neueren Fortschritte auf diesem Gebiete zusammenzustellen erscheint daher sehr wünschenswert. Nach dieser Richtung wird der Praktiker durch die vorliegende Schrift von Dr. Franz Fischer genügend Anleitung finden, um auf diesem Gebiete bessere Erfolge zu erzielen. Vor allem wird es hiernach ermöglicht auf Grund der klinischen Differenzierung der einzelnen Unterschenkelgeschwürsformen eine individualisierende Therapie anzuwenden.

Die Verlagsbuchhandlung

Leipzig.

Veit & Comp.

Ulcera varicosa

Ihre Behandlung
mit Berücksichtigung der Indikationsstellungen

Von

Dr. Franz Fischer

Spezialarzt für Hautkrankheiten in Düsseldorf

Leipzig
Verlag von Veit & Comp.
1912

Sonder-Abdruck
aus dem „Dermatologischen Centralblatt“, XV. Jahrg., Heft 2—4.

Trotz der vielen in den letzten Jahren erschienenen Arbeiten über Ulcera cruris, unter denen besonders das Noblsche Werk: „Der variköse Symptomenkomplex" hervorgehoben werden muß, liest man häufig in dem Briefkastenteile der medizinischen Zeitschriften die Anfrage, „welcher erfahrene Arzt will uns seine Erfahrungen über die Behandlung der Ulcera cruris in kurzen Zügen beschreiben?" Daß dieser Wunsch trotz der vielen zum Teil recht guten Arbeiten immer wieder zutage tritt, liegt meiner Meinung nach daran, daß zu wenig Wert gelegt ist auf die Verschiedenartigkeit der Ulcera cruris varicosa, durch welche die verschiedensten Arten der Behandlung bedingt werden. Auch die Erfahrung, daß ich sehr oft Ulcera, die schon monatelang vergeblich behandelt worden waren, durch eine kleine Änderung in der Therapie in kurzer Zeit zugeheilt habe, bestätigt mir diese Annahme. Es soll daher meine Aufgabe sein, die anderen Abhandlungen zu ergänzen und so gut wie möglich auf Grund eigener Erfahrungen die einzelnen Indikationsstellungen für die Behandlung klar zu legen. Bemerken will ich dabei, daß ich mich auf die Behandlung der Ulcera cruris auf variköser Basis beschränke und eine gesicherte Diagnose des varikösen Geschwürs gegenüber dem traumatischen, tuberkulösen, luetischen, diabetischen oder arteriosklerotischen Geschwüre als bei der Behandlung am wichtigsten voraussetze, auch nehme ich die Kenntnis der pathologischen Vorgänge infolge der Stase in den Varicen als selbstverständlich an.

Bevor ich jedoch auf das Thema selbst eingehe, halte ich es der Vollständigkeit der Arbeit wegen für erforderlich, auf die Behandlung der durch die Stauung hervorgerufenen Vor- und Nebenerscheinungen des Ulcus varicosum einzugehen.

Wie bekannt, kommt es als erste einfache Folge einer Stauung zur Erythembildung, die sich bei den venösen Stockungen in den Beinen als diffuse, violettrote Verfärbungen der Haut, mehr an den Streck- als Beugeseiten gelegen, charakterisieren.

Kalte feuchte Umschläge mit Liq. Alum. acet. (ein Eßlöffel auf $^1/_2$ Liter Aqua), Hochlagerung der Beine oder in ambulanter Praxis Wickelung der Unterschenkel nach Bestreichen des Erythems mit Zinköl, auch Tragen von nahtlosen Gummistrümpfen zur Beseitigung der Streckung bringen schnelle Heilung.

Die fortdauernde Stockung kann sodann zu interstitiellen Blutungen führen, bei deren Resorption Pigment abgelagert wird. Daher finden wir neben violetten blaue, braune bis braunschwarze Flecke, die je nach der Größe der Blutaustritte erbsen- bis fünfmarkstückgroß, häufiger rund als gestreckt sind, entsprechend den Venen verlaufen und vom Fußrücken zur Streckseite nach der Beugeseite an Häufigkeit abnehmen; neben diesen besteht oft noch diffuse Ausbreitung derselben Verfärbungen meist an den Streckseiten.

Während sich die Blutungen durch Beseitigung der Stase infolge Kompression der Varicen, auf die ich später genau eingehe, bekämpfen lassen, läßt sich an den Pigmentierungen selten etwas ändern. Versuche mit Pinselungen von Liquor ferri sesquichlorati in Konzentration von 1,0—5,0 auf 10,0 Aqua steigend, haben mich wenig befriedigt, ebensowenig Bepinselungen oder Umschläge mit Hydrogenium superoxydat. Die öfters empfohlenen Ätzungen mit Acid. carbolicum liquefactum oder stundenlange Umschläge mit Sublimatalkohol (0,1 %) habe ich nie versucht, da ich bei der Empfindlichkeit und Zartheit der Haut an varikösen Beinen derartige scharfe Mittel für gefährlich halte.

Treten an das durch die Stockung veränderte Gewebe irgendwelche Reize von außen oder von innen, so entwickeln sich entzündliche Prozesse auf oder in der Haut, die ich abgesehen von dem Unterschiede der akuten, subakuten oder chronischen Form in nichtinfizierte oder infizierte Dermatitiden einteilen möchte.

Zu ersteren rechne ich das akute Ekzem, das in allen Stadien des akuten Hautkatarrhs angetroffen wird (papulös, herpesartig, pustulös, als Ekzema madidans, crustosum, squamosum), ferner subakute und chronische Ekzeme, Lichen verrucosus und hyperplastische Formen, zu letzteren Impetigo und Erysipel.

Eine sehr häufig auftretende Art des akuten Ekzems bei Varicen ist die papulo-pustulöse Form, charakterisiert durch eine Mischung von Knötchen mit wasserklaren Bläschen, die platzen, zu starkem Nässen führen und sich sowohl peripherwärts ausbreiten, so daß in kurzer Zeit handtellergroße Stellen ergriffen sind, als auch freie Stellen überspringen; durch Platzen dieser isolierten Bläschen entstehen dann wieder neue nässende Flecke, die konfluieren und allmählich mit den anderen nässenden Stellen den ganzen Unterschenkel einnehmen können. Da meist starkes Jucken besteht, so bieten Kratzeffekte genügenden Boden zur schnellen Ausbreitung. So gefährlich diese Ekzeme in dem bläschenartigen und nässenden Stadium erscheinen, so dankbar ist auch die Behandlung. Handelt es sich im Anfange noch um vereinzelte Bläschen, so erzielt man am schnellsten Eintrocknung derselben durch mehrmals tägliche Pinselungen mit folgender Schüttelmixtur:

	Zinc. oxydat.		
	Amyl.	āā	20,0
	Glycerini		30,0
	Aq.	ad	100,0;
auch Puderungen mit	Zinc. oydat.		
	Amyl.	āā	
oder	Xeroform		
	Amyl.	āā	
oder	Dermatol		
	Amyl.	āā	

führen schon häufig zum Ziel.

Kommt es dagegen schon zum Nässen, so sind in erster Linie feuchte Umschläge am Platze — mit essigsaurer Tonerde (ein Eßlöffel auf $^1/_2$ Liter Wasser), oder Alsolumschläge ($^1/_2$ Teelöffel auf $^1/_4$ Liter Wasser), oder Resorzin (5 g auf $^1/_2$ Liter Wasser), oder Umschläge mit Aqua plumbi. Von den in diesem Stadium soviel verwandten Puderungen mit austrocknenden Pulvern, die zwar häufig zur Heilung führen, bin ich nach und nach fast abgekommen, da sich stets Krusten bilden, unter denen sich recht häufig neues Sekret ansammelt, das ein Aufflackern des Prozesses in den meisten Fällen bedingt. Nach Reinigung und Desinfizierung, Abblassen und Abtrocknung unter den genannten feuchten Umschlägen erfolgt völlige Heilung durch Zinkpaste oder 10 $^0/_0$ige Xeroformzinkpaste solange noch Neigung zu Rezidiven besteht, oder durch Zinköl, Ungt. Wilsonii, wenn Sicherheit der Austrocknung vorhanden ist, da durch diese Mittel gleichzeitig die Haut wieder geschmeidig gemacht wird.

Handelt es sich um das Anfangsstadium papulosum, so genügen 10 $^0/_0$ige Zinksalben oder besser Zinkpaste zur baldigen Heilung. Leider kommen aber diese Fälle nur sehr wenig zur Behandlung, sondern nur verschleppte. Gleiche Therapie wie die aus Pusteln entstandenen nässenden Ekzeme erfordern die akuten diffusen Hautkatarrhe, die durch irgendwelche chemische oder mechanische Reize mit oder ohne vorherige Erythembildung auf dem durch die Stauung prädisponierten Gewebe entstehen.

Das nach dem Nässen folgende krustöse Stadium des akuten Ekzems bekämpft man am besten zunächst durch Abweichen der Krusten mit indifferenten Salben wie Vaseline, Zinksalbe, Borsalbe oder Olivenöl, auch durch Kamillenteeumschläge, dann durch abtrocknende feuchte Verbände, wie ich dieselben vorhin erwähnte, und folgende Zink- oder Xeroformpastenbehandlung oder Zinksalbe oder Zinköl, wenn die Haut zu spröde wird. Ferner durch folgende Kühlsalbe:

Aq. calcariae 45,0
Zinc. oxydat. 20,0
Vasel.
Lanolin āā ad 100,0
M. f. ungt.

In Fällen, die leicht zu Exazerbationen neigen, verwende ich gern Diachylonsalbe von Hebra.

Bei weiterem Bestehen dieser Ekzeme und Abtrocknung kommt es bekanntlich zur Schuppenbildung (squamosum), einem Stadium, das man neben den eigentlichen Ulzera leider zu häufig findet, das sich aber ebenfalls bei einigermaßen Sorgfalt leicht beseitigen läßt.

Hier tritt vor allem Salizyl zur Lösung der Schuppen in den Vordergrund und hat sich mir je nach dem Befund die Salizyl-Zinksalbe — Xeroform- oder Dermatolsalbe oder die gleiche Paste in folgender Zusammensetzung am besten bewährt:

Acid. salicyl. 2—4,0
Zinc. oxydat. 20,0
Vasel. ad 100,0
M. f. ungt.

Acid. salicyl. 2—4,0
Zinc. oxydat.
Amyl. āā 20,0
Vasel. ad 100,0
M. f. pasta.

Selbstverständlich muß zur Vermeidung von Rezidiven die Salbe bzw. Paste monatelang gebraucht werden. Sind die Schuppen entfernt, aber noch keine Heilung erzielt, so verwende ich gern 5—10%ige Tumenolpasten; besteht keine Neigung zu Rezidiven, so genügen zu weiterem Gebrauche indifferente Salben oder Öle. Auf alle Fälle muß das Auftreten neuer Schuppen vermieden werden, da lange bestehende Schuppen häufig zu neuen Exazerbationen und Bildung von Ulcera führen.

Hiermit glaube ich mich auf die Behandlung der akuten Ekzeme beschränken zu können, möchte aber noch betonen, daß im akuten Stadium jede Verwendung von reizenden Mitteln unbedingt vermieden werden muß, was leider, wie ich mich häufiger überzeugen konnte, nicht geschieht.

Zu den subakuten Ekzemen rechne ich die zirkumskripten, erbsenbis fünfmarkstückgroßen Ekzeme, die große Ähnlichkeit mit Ekzema parasitarium haben, sich durch die scharfe Abgrenzung auszeichnen, feine Schuppung zeigen, nach deren Entfernung ein roter, auch blauroter Kreis zum Vorschein kommt, der als zirkumskripter Hautkatarrh anzusprechen ist. Gewöhnlich findet sich am Rande eine feine verstopfte Varice und, wie ich mich fast immer überzeugen konnte, keine oberflächliche, sondern eine tiefe Krampfader. Auf diese Fälle habe ich ihrer Hartnäckigkeit wegen mein besonderes Augenmerk gerichtet und gefunden, daß sie besonders bei Fettleibigen mit Fettherz bestehen. Sie entstehen gewöhnlich auf Grund eines zirkumskripten Erythems, aus dem sich ein sehr gering nässender Katarrh mit nachträglicher Eintrocknung und Schuppenbildung entwickelt. Entfernung der Schuppen durch Salizylsalbe (2—4 %), gefäßkontrahierende kalte Umschläge geben Besserung, auch wird durch Kompression der tiefliegenden Varicen durch feste, ansitzende, nahtlose Gummistrümpfe eine Unterstützung der Heilung erzielt. Der wichtigste Heilungsmodus ist hier die Entfettungskur.

Bei den in das chronische Stadium übergehenden Ekzemen empfehle ich Tumenolsalben oder Pasten (5—10 %), falls eine stärkere Reizung die meist sehr empfindliche Haut zuläßt, aber mit Vorsicht bei Varicen zu gebrauchen, schwache 5 %ige Teerpasten oder Derivate des Teers wie Lenigallol, Anthrakol, Liantral. Die soviel angepriesene Rinosalbe kann hier eventuell auch am Platze sein, doch kann ich vor ihrer Anwendung sonst nicht genug warnen. Ich habe soviel Unheil mit dieser Salbe anrichten sehen, daß ich darüber Buch führe und bei Gelegenheit hierüber berichten werde.

In dieses Gebiet der chronischen Veränderungen der Haut gehört auch der Lichen verrucosus, der bekanntlich sehr schwer zu beeinflussen ist. Die Behandlung mit Chrysarobin, Wilkinsonscher, Drewsscher Salbe führt häufig zum Ziele, besser ist Röntgen-Behandlung. Neuerdings habe ich durch mehrmalige Pinselung mit 5 %igem Salizylkollodium und nachfolgender Teerpastenbehandlung ein gutes Resultat erzielt und möchte ich dies zur Nachprobe empfehlen.

Nicht unerwähnt lassen will ich zwei beobachtete Fälle von Hyperkeratosen, die ich im Anschlusse an chronische Ekzeme bei Varicen beobachten konnte. Es waren dies hahnenkammähnliche Gebilde, strahlenförmig angeordnet, vom Fußrande ausgehend, unterhalb der Malleolen hinziehend, die sich nach einem lange bestehenden Ulcus neben dem Malleolus durch Reizung der aus dem Geschwür austretenden Sekrete gebildet hatten. Bestreuen das eine Mal mit Resorzin, das andere Mal mit Salizyl beseitigte diese Wucherungen vorübergehend, ließ aber ein Ekzem entstehen, nach dessen Abheilung die Exkreszenzen von neuem entstanden.

Wenig Erörterung bedarf wohl die Behandlung der infizierten Dermatitiden, die als Nebenerscheinung bei der durch die Stase sehr empfindlichen, zu Ekzemen und Juckreiz neigenden Haut allerdings eine große Rolle spielen. Die Antisepsis gibt uns hier ja genügend Mittel zur Hand, der unangenehmen Beigabe bald Herr zu werden. In Betracht kommt die Therapie der Pusteln, Impetigo und Erysipelas.

Eröffnung der Eiterpusteln bzw. Impetigo mit nachfolgenden feuchten antiseptischen Umschlägen bringen die Bakterien zum Absterben, leider allerdings gewöhnlich, wenigstens in letzterem Falle, mit dem Erfolge, daß ein bzw. mehrere Ulcera zurückbleiben, deren Behandlung ich später beschreiben möchte. Auch Verbände mit Ungt. rubrum sulfuratum auf die eröffneten Pusteln führen oft zur Heilung. Bei Erysipel genügen in den meisten Fällen Umschläge mit Alsol oder essigsaurer Tonerde 4mal täglich in der schon öfters erwähnten Konzentration; kommt es zur Erysipelasphlegmone, so ist selbstverständlich Inzision mit Drainage am Platze.

Erwähnen möchte ich, daß ich seit $^1/_2$ Jahr manches beginnende Erysipel mit Jodpinselungen zum Rückgang gebracht habe, und daß ich Pusteln und desgleichen beginnende Impetigo nach Eröffnung in gleicher Weise geheilt habe. Jod-Ekzem habe ich dabei glücklicherweise nicht beobachtet.

Nach dieser längeren Abschweifung. komme ich zur Behandlung der Ulcera selbst: Hierbei gestatte man mir zunächst einige allgemeine Bemerkungen, die ich als das Abc der Ulcerabehandlung ansehe und daher gewissermaßen als Grundsätze vorausschicke. Dieselben lauten:

1. Behandle kein Ulcus, bevor sämtliche, auch die geringsten entzündlichen Prozesse der Umgebung beseitigt sind!

2. Verbinde kein Ulcus, das noch mit schmierigen, eitrigen oder gangränösen Belägen versehen ist.

3. Vermeide möglichst feste Verbände, die nicht häufig genug gewechselt werden können, bei stark sezernierenden Geschwüren.

Hieraus ergibt sich eine Vorbehandlung sämtlicher Ulcera:

ad 1 verweise ich auf die Behandlungsmethoden, die ich bei den Nebenerscheinungen beschrieben habe. Nur auf die fast bei sämtlichen Beingeschwüren vorkommenden Kardinalpunkte: Rubor, Kalor, Dolor der Umgebung möchte ich noch etwas näher eingehen. In der Beseitigung des letzteren Punktes vor allem liegt das so viel genannte Crux medicorum. Eine bestimmte Methode hierfür aufzustellen, wäre das Verkehrteste, was ich machen könnte. Das Individualisieren muß bei der Ulcerabehandlung genau wie bei internen Leiden in den Vordergrund treten, da ich stets sehe, wie die Medikamente, welche dem einen Patienten die wunderbarste Besserung verschaffen, sehr häufig anderen bei gleichem Befunde direkt schaden. Leicht wird es uns, wenn man die Kranken und ihre Empfindlichkeit kennt, anderenfalls ist man auf ein gewisses Ausprobieren angewiesen, bei dem ich den Grundsatz vertrete, erst mit möglichst schwachen Lösungen zu beginnen. Im allgemeinen werden schwache desinfizierende Flüssigkeiten am besten vertragen; die Hitze und Röte nimmt dann in einigen Tagen ab und mit ihnen auch der Schmerz. Zu diesen Mischungen verwende ich vor allem Alsol, das sich weniger leicht zersetzt wie essigsaure Tonerde, und zwar nur $^1/_2$ Teelöffel oder weniger auf $^1/_4$ Liter Wasser, ferner Borwasser, das ich bei Reizung eventuell noch zur Hälfte verdünnen lasse, ganz schwache Resorzinlösung, $^1/_2$ Teelöffel auf $^1/_4$ Liter Wasser (Resorzin muß ganz frisch sein, da es sonst unwirksam ist; es ist sehr hygroskopisch, zersetzt sich dem Lichte ausgesetzt, muß daher dunkel aufbewahrt werden), auch Tanninlösungen (ein Teelöffel auf $^1/_2$ Liter Wasser), die namentlich bei hartnäckigen Infektionen häufig Linderung bringen. Reizen alle diese Lösungen noch zu viel, so nehme ich Kamillentee oder reine Wasserumschläge, eventuell mit Zusatz von Kokain oder Anästhesin (1 $^0/_0$). Die Umschläge werden nach Art der Priessnitzschen Umschläge verordnet. Die Frage, ob warm oder kalt besser hilft, ist ebenfalls wieder individuell zu beantworten. In den weitaus meisten Fällen wird gut warm besser vertragen, es wirkt aktiv hyperämisierend und schmerzstillend, jedoch gibt es auch viele Patienten, die nur kalte Lösungen vertragen, manche, denen ich sogar nur durch Eisblase Besserung verschaffen konnte. In fast allen Fällen wird man auf eine dieser Methoden, allerdings häufig nur durch energisches tagelanges Ausharren bei derselben Behandlung, das erwünschte Ziel erreichen, unbekümmert um die berechtigten Klagen der Kranken, welche wegen der enormen Schmerzen Tag und Nacht keine Ruhe finden und alle Stunden am liebsten eine Änderung in der Behandlung sehen. Fast immer sind die schmerzhaftesten Ulcera unterhalb der Malleolen. Finde ich nach Tagen keine Besserung, so verwende ich neben innerlicher Gabe von Morphium anästhesierende Salben, wie Kokain, Novokain, Anästhesin 1 $^0/_0$ und neuerdings 5—10 $^0/_0$ige Zykloformsalben, im Notfall auch Kokaininjektion und versuche danach wieder Umschläge zur Beseitigung der Entzündung.

ad 2. Die Reinigung der Geschwüre geht im großen und ganzen Hand in Hand mit der Beseitigung der oben beschriebenen Nebenerscheinungen durch die feuchten Verbände. Erreicht man unter diesen Umschlägen nicht das gewünschte Ziel, und ist die Rötung und Schmerzhaftigkeit der Umgebung einigermaßen beseitigt, so versuche ich zunächst die Lösungen zu verstärken, wodurch häufig ein besserer Erfolg zu erwarten ist. Genügt dies nicht, so lasse ich Auswaschungen mit H_2O_2 oder Umschläge mit 3 $^0/_0$igem H_2O_2 oder auch heiße Permanganatbäder machen.

Im allgemeinen macht einem die Reinigung der Ulcera weniger Sorge wie die Beseitigung der Infektion der Umgebung und der Schmerzen.

ad 3. Mehr Arbeit erfordert häufig wieder die Beseitigung der manchmal sehr unangenehmen starken Sekretion. Auch sie wird meist erfolgreich durch die feuchten Umschläge bekämpft, trotzt aber hie und da dieser Behandlung oder verbietet durch Rezidivierung das Anlegen von festen Verbänden, da das Stauungssekret die umgebende Haut mazeriert, Schmerzen verursacht und häufiger auch eine Vergrößerung des Geschwürs zur Folge hat. Reichen also die feuchten Umschläge nicht aus oder werden dieselben von der umgebenden Haut nicht mehr vertragen (Pustulationen, sekundäre Ekzeme im Anschluß an Umschläge müssen stets berücksichtigt werden), so treten austrocknende Pulver: Zinc. oxydat., Dermatol, Xeroform, Vioform, Europhen, aus dem sich Jod abspaltet, das gleichzeitig desinfizierend wirkt, aber auch leider hie und da zu Dermatitiden führt, in ihre Rechte, vielleicht zu gleichen Teilen mit Amylum gemischt. Da auch diese Mittel uns leider häufig genug im Stiche lassen, so kann man öfter täglich Gipsteer oder Bolus albus aufstreuen lassen. Den Vorschlag von Rust werde ich nachprüfen. Derselbe läßt über das Ulcus einen Gazelappen legen, darauf Gips streuen, hierüber Watte zum Aufsaugen anbringen und mehrmals täglich verbinden. Durch Bestrahlung mit der Uviollampe habe ich in verzweifelten Fällen noch Erfolge erzielt, Dreuw durch Austrocknung mit warmer Luft. Die Mazerierung der umgebenden Haut verhüte ich durch Bestreichen mit indifferenten oder austrocknenden Salben oder Pasten (Zink, Bor, Xeroform, Dermatol 10—20%).

Erst nach gründlicher Vorbehandlung eines Ulcus nach obigen Grundsätzen kann die Versorgung desselben beginnen, und soll es im folgenden meine Aufgabe sein, soweit es möglich ist, allgemeine Indikationen für die Behandlung aufzustellen, wobei ich nochmals darauf hinweise, daß eine strenge Individualisierung stets zu berücksichtigen ist.

Bei meinen Behandlungen richte ich mich stets nach dem Aussehen des Geschwürs (Tiefe, Aussehen des Grundes und des Randes), aus dem in den meisten Fällen die Entstehungsursache, ungefährer Zeitbestand und der Grad der Vernachlässigung herausleuchten, Momente, die für die Therapie von Wichtigkeit sind. Ferner geben der Sitz des Ulcus, die Lage zu thrombosierten Venen und die Schmerzhaftigkeit häufig Anregung zur Modifikation der Behandlungsmethoden.

Was zunächst die Tiefe der Ulcera anbelangt, so möchte ich drei Grade aufstellen:

1. oberflächliche, nur unter die Papillenschicht reichende Geschwüre;
2. tiefer greifende Ulcera, in denen der Geschwürsgrund nicht verhärtet ist;
3. tiefe Geschwüre mit zirrhotischem Grunde.

Abgesehen von der Tiefe der Ulcera und Beschaffenheit des Geschwürsgrundes (Gangrän, Nekrose usw.), erfordert der Rand besondere Aufmerksamkeit. Derselbe ist glatt, gezackt, unterminiert oder wallartig verhärtet.

Von diesen Gesichtspunkten aus, selbstverständlich unter Berücksichtigung der vorher erwähnten Begleiterscheinungen, möchte ich nunmehr die Versorgungsmethoden der Geschwüre erörtern, die sich mir am besten bewährt haben.

Angenommen es kommt ein oberflächliches Ulcus zur Behandlung, so handelt es sich um ein traumatisches (meist durch Kratzen oder Stoßen), oder auf Grund eines Ekzems oder unter Krusten entstandenes Geschwür. In ersterem Falle genügen sehr häufig schwache Salben (10%ige Zink-, Bor-, Xeroformsalbe) zur Abheilung, falls keine Infektion der Wunde eingetreten ist, auch bringen Puderungen mit den gleichen Mitteln und trockene Verbände öfters Heilung. Ist dagegen die Wunde sekundär infiziert, was sich durch Rötung der Umgebung oder Nässen mit mäßiger Schmerzhaftigkeit kundgibt, so muß die Infektion vorerst durch die früher besprochenen desinfizierenden Umschläge beseitigt werden. Ist das Ulcus durch ein Ekzem entstanden, so sind diese stets zuerst am Platze, da das Geschwür dann fast immer stark sezerniert und die Sekretion durch die feuchten Verbände gut bekämpft wird, auch sieht man recht häufig unter denselben schon Abheilung. Ist dies nicht der Fall, so treten die gleichen Salben- oder Puderverbände wie bei den traumatischen Geschwüren an die Stelle. Die später zu besprechenden festen Verbände vermeide ich in diesem Stadium, da durch das Sekret die umgebende Haut mazeriert und das Ulcus infolgedessen größer wird. Eine besondere Behandlung erfordern die gleichen Ulcera desselben Grades neben, unterhalb und vor den Malleolen, die meist durch Krustenbildung auf den an dieser Stelle besonders fein verzweigten kleinen Varizen entstehen. Sie charakterisieren sich durch besondere Schmerzhaftigkeit, nicht nur an der Stelle des Ulcus, sondern auch an der Achillessehne, unter dem Ballen und nach oben ausstrahlend, ähnlich den Schmerzen bei hohlen Zähnen. Die meist recht kleinen Ulcera sezernieren oft stark, zeigen manchmal Unterminierung der Ränder, sind öfters gezackt und dann besonders schmerzhaft, häufig liegen in der Mitte übrig gebliebene Hautinseln. Die besondere Schmerzhaftigkeit ist wohl auf freiliegende Hautnervenendigungen zurückzuführen und auf gleichzeitige Infektion der Wunde. Letztere habe ich daraus geschlossen, daß auf desinfizierende feuchte Umschläge die Schmerzen bald nachlassen. Erst vor kurzem habe ich wieder einen Fall erlebt, wo eine Frau die furchtbarsten Schmerzen sich nur durch schwache Karbolumschläge (2 Tropfen Acid. carbol. liquefact. auf $^1/_4$ Liter Wasser) lindern konnte, während sie mit Anästheticis nichts erreichte. Bei der minimalen Konzentration kann ich den Erfolg nur auf die Desinfektion und nicht auf die Zerstörung der Nervenendigungen, durch die bei starken Karbollösungen Schmerzstillung verursacht wird, zurückführen. Durch diese Erfahrung ist der Weg zur Therapie gegeben:

Man versuche zunächst unbedingt desinfizierende warme Umschläge mit Borwasser 2—3%, Resorzin ein Teelöffel auf 1 Liter Wasser, Aqua plumbi, Solut. Alsoli ein Teelöffel auf 1/2 Liter Wasser, Oxycyanat oder Sublimat 1 : 4000,0 auch die obengenannten Karbolumschläge, Tanninumschläge ein Teelöffel auf 1/2 Liter Wasser. Im Notfalle greife man vorübergehend zu Anästheticis (1%ige Kokain-, Novokain-, Eukainlösung, als Pulver Anästhesin oder Zykloform oder 10%ige Salben der gleichen Medikamente). Ist jede Schmerzhaftigkeit, Sekretion und Rötung der Umgebung geschwunden, so pudere ich mit Xeroform, Dermatol oder Zinkoxyd, bei geringem Verdacht auf Reinfektion mit kleinen Spuren Kalomel oder Airol, auch gemischt mit ersteren Medikamenten, und lege dann einen Heftpflasterverband an. (Hierüber später.) In den meisten Fällen genügt dann ein Verband zur Heilung. Leider haben diese Ulcera die Neigung zum Tiefergreifen, und ich komme somit auf den zweiten Grad der Beingeschwüre:

Tiefer greifende Geschwüre ohne bindegewebige Veränderung des Geschwürsgrundes: Dabei bleibe ich zunächst bei der Besprechung der Ulcera unterhalb der Malleolen. Das Tiefergreifen spricht immer für eine Vernachlässigung. Die Umgebung des Ulcus ist nicht gerötet, am proximalen Ende desselben findet sich fast immer eine verstopfte Vene. Das Geschwür selbst ist kaum tiefer wie unter das Corium reichend, der Grund gelb oder grüngelb belegt, der Rand meist ausgezackt, selten rund, teilweise wallartig, in den meisten Fällen hart, die Sekretion mehr oder weniger stark, die Schmerzen sind oft unerträglich. Auch hier befolge man in erster Linie das Prinzip der Desinfektion. Feuchte, warme, desinfizierende Umschläge mit den angegebenen Mitteln, oft wochenlang angewandt, müssen die Wunde vorbereiten zum Verbande. Bei den geringsten Reizerscheinungen der Haut leistet gewöhnlich die besten Dienste Tannin, da es gleichzeitig die Haut gerbt. Nach Beseitigung der Nebenerscheinungen versuche ich Puderung des Grundes mit Xeroform, Dermatol, Zinkoxyd, Vioform eventuell Kalomel, komprimiere die Ränder durch mehrere Lagen von Verbandgaze, auf die ich einen das Ulcus ringsherum 1 cm überragenden Papiermachékreis drücke, und lege einen festen Verband für 2 Tage probeweise an. Wird dies gut vertragen, so versorge ich das Ulcus in gleicher Weise und mache für 8 Tage einen Heftpflasterverband (vgl. später feste Verbände). Macht dagegen der Probeverband Beschwerden, so muß die Vorbehandlung noch eine Zeitlang weitergeführt und dann ein neuer Versuch mit den Verbänden gemacht werden. Gelingt auf diese Weise nicht die Beseitigung der Schmerzen, so versuche ich täglich zu erneuernde Salbenverbände (10% Zink, Dermatol, Xeroform mit Zusatz von schmerzstillenden Mitteln). Da die Bekämpfung der qualvollen Schmerzen so großes Kopfzerbrechen macht, so will ich die Erfahrungen mit den am meisten im Gebrauche befindlichen Anästheticis etwas näher erörtern. In Betracht kommen für die Behandlung der Ulcera cruris das Kokain, Novokain, Eukain, Anästhesin, Orthoform, Alypin, Propäsin und Zykloform.

Kokain und Novokain benutzte ich in 1—10%igen Salben oder Pasten in Verbindung mit leichten Adstringentien. Intoxikationserscheinungen sah ich hierbei nie. Die Wirkung war aber stets nur vorübergehend, anhaltend bis zu 5 Stunden. Es ist also ein recht häufiger Verbandwechsel nötig. Das gleiche gilt für Eukain, das als Eukainum tannicum einen gewissen Vorzug hat, weil es seines Tanningehaltes wegen etwas adstringierend wirkt. Alle diese Mittel injizierte ich in verzweifelten Fällen in die Nähe der entsprechenden Hautnerven in 1%iger Lösung, wenn alles andere versagt hatte. Aber auch hierbei schwanden die Schmerzen nur für einige Stunden. Dauernder sollte der geringen Löslichkeit wegen Orthoform wirken, doch kann ich vor diesem Mittel nicht genug warnen. Die öfters beschriebenen Gewebsnekrosen nach seiner Anwendung wurden neuerdings auch von Brann und Joseph beobachtet, auch kamen mir mehrere derartige Fälle zu Gesicht. Eine Verbesserung war zweifellos die Einführung des Anästhesin. Ich habe es sehr häufig mit gutem Erfolge mit Dauerwirkung von etwa einem Tage als Pulver besser wie als 5—10%ige Salbe in Verbindung mit Adstringentien verwandt. Vorsicht ist aber auch bei diesem Mittel geboten, da es zeitweise Reizung und hierdurch Ekzeme verursacht. Nach Erscheinen meiner letzten Arbeit[1] habe ich einen neuen Fall beobachtet, aus dem Brannschen Ambulatorium sind Fälle von Exanthem und Blasenbildung bekannt, auch berichtet mir Herr Prof. Dr. Max Joseph von Reizerscheinungen, die er neuerdings nach Anwendung eines Mischpulvers von Anästhesin mit Europhen beobachtet hat. Er erklärt diese Erscheinungen damit, daß das Anästhesin, ein amidobenzoesaurer Äthylester, ein dem Anilin ähnlich zusammengesetzter Stoff, bei den Oxydationsprozessen in der Wunde zu einem Chinon, einem stets reizenden Stoff, umgewandelt wird. In seinem Falle hat das aus dem Europhen (Isobutylorthokresoljodid) im feuchten Zustande sich abspaltende Jod die Oxydation begünstigt und somit die Reizerscheinungen des zu Chinon oxydierten Anästhesin verursacht. Gleichzeitig warnt er vor dem bei der Ulcerabehandlung so viel empfohlenen Europhen, da er nach seiner Anwendung die schwersten toxischen Dermatitiden hat auftreten sehen. (Wird wohl gleichbedeutend mit Jodekzem sein.)

Am besten von den Anästheticis scheint mir das Zykloform zu sein,[2] das ich seit 7 Monaten ständig verwende. Meist mische ich es mit Adstringentien und verwende es so unter Verbänden, die ich meist 8 Tage

---

[1] Vgl. meine Arbeit über Arzneiexantheme, Dermatolog. Centralbl. XIII. Nr. 5.
[2] Vgl. Med. Klinik. 1910. S. 1784 u. Therapeut. Monatsh. 1911. S. 373.

liegen lasse. Trotzdem sah ich keine unangenehmen Nebenerscheinungen. Die Wirkung war je nach Trockenheit der Wunde 2—5 Tage anhaltend seiner sehr schweren Löslichkeit und Veränderung wegen. Die Beobachtungszeit ist jedoch zu kurz, daß ich ein abschließendes Urteil fällen kann. Auch in 5—10 %iger Salbenform linderte es ganz gut die Schmerzen, aber weniger andauernd. Adstringierende und somit heilende Wirkung, wie dies beschrieben ist, konnte ich aber nie konstatieren.

Über Alypin und Propäsin fehlt mir die Erfahrung.

Tiefer greifend und meist größer als die Ulcera an den Malleolen sind diejenigen an der Wade, die aus vernachlässigten Geschwüren ersten Grades entstehen. Der Rand bleibt selten derselbe wie bei den oberflächlichen Ulcera, meist wird er hart und fällt steil ab. Das Geschwür kann alle möglichen Formen annehmen, der Grund ist fast immer belegt, häufig grüngelb, gelbe Nekrosen oder gangränöse Fetzen liegen in der Tiefe, die Sekretion nimmt ständig zu, ein typischer stinkender Geruch macht sich bemerkbar. Hier gilt es zunächst den Geschwürsgrund zu reinigen. Dies geschieht durch zeitweises Eingießen von Wasserstoffsuperoxyd in die Wunde, stundenlange Umschläge mit dem gleichen Mittel in 3 %iger Konzentration abwechselnd mit warmen Umschlägen mit essigsaurer Tonerde oder Alsol in der bekannten Stärke, wodurch gleichzeitig die Sekretion vermindert wird. Sehr gute Dienste leisten hier Umschläge mit dem weniger bekannten Aqua phagedaenica (Sublimat 1,0, Aqua calcariae ad 300,0), das desinfizierend, desodorierend und reinigend wirkt. Zunächst in starker Verdünnung angewandt, kann man die Konzentration verstärken bis zu der reinen Lösung des Aqua phagedaenica, je nachdem das Gemisch von der umgebenden Haut vertragen wird. Wollen sich die nekrotischen Fetzen schlecht abstoßen und ist die Wunde nicht sehr schmerzhaft, so lasse ich Perubalsam einträufeln oder mit 10 %iger Perubalsamsalbe 2mal täglich verbinden. Da diese Ulcera gewöhnlich weniger schmerzhaft als die früher beschriebenen sind, so werden feste Verbände nach Reinigung des Grundes und Nachlassen der Sekretion schon frühzeitig gut vertragen, und die Heilung geht schneller vor sich wie bei den Ulcera an den Malleolen. Die Versorgung des Geschwürs mit Adstringentien, wie Zinkoxyd, Xeroform, Dermatol, macht selten Beschwerden, ferner wirkt Perubalsam in dünner Schicht gut adstringierend wie reinigend, wenn noch kleine Nekroseinseln in dem Geschwürsgrunde sind. Sind die Wundränder hart, so erweiche ich dieselben durch stündlich zu erneuernde heiße Umschläge, eventuell mit Desinfizienszusatz, wochenlang durchzuführen, wenn es die umgebende Haut gestattet, oder bestreue die Ränder mit Salizylsäure (Vorsicht), lege eventuell Salizylsäurepflastermull auf dieselben (24 Stunden liegen lassen), ätze dann mit Argentum nitricum, Cuprum sulfuricum oder Cuprum lacticum und lege 4 cm breite Heftpflasterstreifen fest über die Wunde derart, daß nicht die Wundränder aneinander, sondern auseinander gezogen werden und sich so verflachen müssen. Das unter dem Pflaster sich bildende Sekret erweicht dann ebenfalls noch. Salbenverbände habe ich bei diesen Geschwüren nie nötig gehabt.

Abgesehen von den durch Vernachlässigung aus dem ersten Grade entstandenen Ulcera gehören in die zweite Kategorie diejenigen, welche sich im Anschlusse an eine geplatzte Varice ausbilden. Das meist anfangs nur erbsengroße und noch kleinere, stets aber tiefe Löchelchen vergrößert sich durch Zerfall oder Ausstoßen des meist vorhandenen Thrombus öfters in kurzer Zeit und es resultiert dann ein längliches, dem Venenverlaufe entsprechendes, ins Unterhautzellgewebe greifendes Ulcus oder ein verzweigtes, sobald die Varice an einer Abzweigungsstelle geplatzt ist, oder auch ein mehr rundes Geschwür, sobald die Wunde infiziert wird oder von Anfang an sezerniert. Der Rand ist anfangs unterminiert, dann wird er durch Abstoßen der Oberhaut unregelmäßig ausgezackt, bei Vernachlässigung hart und wallartig. Der Grund, anfänglich mit Blutgerinnsel belegt, zeigt bald ein rein rotes Aussehen, falls er nicht alle Grade der Vernachlässigung oder Infektion durchzumachen hat. Im Anfangsstadium heilen diese Geschwüre gewöhnlich unter den warmen feuchten desinfizierenden Verbänden oder unter Salbenverbänden mit den schon oft genannten adstringierenden Mitteln. Bei Infektion oder schmierigem Belag der Wunde erfolgen zunächst die gleichen feuchten vorbereitenden Verbände, darauf Einstreuen von Xeroform oder Vioform, Dermatol, Zinkoxyd und fester Heftpflasterverband, bei harten Rändern dieselbe Methode, die ich schon beschrieben habe. Da auch diese Geschwüre selten sehr schmerzhaft sind, so kommt man mit dieser Therapie im großen und ganzen aus. Kommt ein Moment, in dem die Heilung nicht mehr vorschreitet, so wechsle ich eine Zeitlang ab mit Salbenverbänden (dieselben 10 %igen Mittel wie bei den früheren Verbänden unter Zufügung von 2—5 % Perubalsam oder 10 % Bleisalbe oder 1 % Zusatz von Argent. nitric.). Da die Pflasterverbände schnellere Heilung bringen, so versuche ich diese wieder nach 8—14 tägigem Salbengebrauch. Ein Wechsel in der Anwendung der Medikamente ist zeitweise bei der Ulcerabehandlung überhaupt angebracht, da eine gewisse Gewöhnung an das Adstringens in sehr vielen Fällen eintritt.

Häufig platzen die Varicen infolge von Infektion eines Thrombus (Thrombophlebitis). Die hierbei entstehenden Geschwüre sind kaum zu unterscheiden von den soeben beschriebenen. Da sie selbstverständlich stets infiziert sind, erfordern sie zunächst die bekannte Vorbehandlung, danach die gleiche Behandlung wie die vorigen Ulcera. Bei weit ausgebreiteten, an einer Stelle geplatzten Thrombophlebitiden, die übrigens häufiger die tiefliegenden Venen befallen, setzt die chirurgische Behandlung, breite Spaltung oder Entfernung des infizierten Thrombus bei vorheriger Unterbindung der Vene proximalwärts ein. Ihre Behandlung war mir oft dankbarer und schneller zum Ziele führend wie die Behandlung der kleinen in der Umgebung der Malleolen sitzenden Geschwüre.

Charakteristischer sind die ebenfalls hierhergehörenden Ulcera, die sich bei Gegenwart von Varicen aus einer Impetigo entwickeln. Sie sind fast stets kreisrund, wie mit einem Trepan ausgelocht und weisen schon in kurzer Zeit wallartige Ränder auf. Eine Verwechslung mit luetischen Geschwüren kommt leider bei diesen recht häufig und nicht unberechtigterweise vor, da auch diese oft dasselbe Aussehen haben. Die Anamnese und in zweifelhaften Fällen die Wassermannsche Reaktion, bei negativem Ausfall derselben große Dosen Jodkali werden Aufklärung geben. Die Behandlung erfordert zunächst Beseitigung der Infektion durch desinfizierende Umschläge mit Sublimat, 1:4000,0 Oxyzyanat, Resorzin ein Teelöffel auf ein Liter Wasser ect.; später leisten Salbenverbände mit Argentumperusalbe

Argent. nitr.		2—10,0
Bals. peruv.		6,0
Vasel.	ad	100,0

M.f.ungt.

gute Dienste, da durch das Argent. nitr. die Ränder und der Grund angeätzt und durch Peru der Grund gereinigt wird; haben sich genügende Granulationen gebildet, so wird durch 4—10 %ige Scharlachrotsalbe leicht Überhäutung erzielt, oft genügt auch dann Zinksalbe oder Zinkpaste oder ähnliche gleiche Salben. In vielen Fällen bevorzugte ich feste Verbände nach Puderung mit Kalomel oder Airol; es dürfen aber nur Spuren dieses Mittels aufgestreut werden, da sonst die Sekretion zu stark wird.

Zum Schlusse dieser zweiten Kategorie muß ich noch diejenigen, allerdings selteneren varikösen Geschwüre erwähnen, die vollkommene Nekrosen aufweisen mit typisch demarkierenden Rändern. Diese sah ich in völlig vernachlässigten Fällen von Arteriosklerose und Diabetes. Selbstverständlich rückt auch hier zunächst die Reinigung des Grundes nach den genannten Regeln in den Vordergrund, dann hat die Beseitigung des harten Randes bei gleichzeitiger Versorgung des Geschwürs wie beschrieben zu erfolgen. Daß in den beiden letzten Fällen die Behandlung des Grundleidens mit Hauptsache ist, brauche ich wohl nicht hervorzuheben. Erwähnen möchte ich ein sehr interessantes Ulcus (bei einem 84jährigen Manne), aus dem die Vene als ein hartes Rohr freilag, das ich in Stücken als $1^1/_2$ cm lange Kalkröhrchen entfernen konnte. An eine Heilung war bei der ungenügenden Blutversorgung natürlich nicht zu denken. (Neuerdings hat Rindfleisch[1] versucht, eine genügende Blutversorgung durch Implantation in Formol gehärteter Arterien zu erzielen.)

Alsdann komme ich zu den der Behandlung am meisten trotzenden Geschwüren dritten Grades: tiefergreifenden, mit hartem, bindegewebig schwartigem, gelbweißem Grunde. Sie bestehen in hohem Prozentsatze an solchen Stellen des Unterschenkels, an denen früher schon ein Ulcus gewesen ist (alte Narbe) oder an elephantiastisch aufgetriebenen Beinen, in denen eine jahrelange Stase zu teilweiser oder völliger bindegewebiger Entartung des Unterschenkels geführt hat. Daß die Ränder in solchen Fällen steil oder langsam in den Geschwürsgrund abfallend sind, spielt hierbei keine Rolle, da der Rand gewöhnlich ebenso hart ist wie der Grund. Bei dem alten Narbengewebe habe ich bisher immer noch ohne Operation Heilung erzielt, während dies von den anderen Fällen nicht behauptet werden kann. Wochen- oft monatelang heiße, feuchte Umschläge erweichen das Gewebe, mit und ohne Desinfizentien. Hierauf folgen adstringierende Salbenverbände mit 10—20 % Bleisalben, abwechselnd 10 % Argentumsalben und mit am besten wirkend 5—15 % Protargolsalben in Verbindung mit Zink- oder Xeroform oder Perubalsam. Vielfach wirkten besser Pflasterverbände, unter denen das Sekret den Rand mazeriert und durch Kompression die Ränder abgeflacht werden; hierbei habe ich stets vorher den Grund und Rand abgeätzt mit Höllenstein- oder Kuprumstift und das Geschwür versorgt mit ätzenden oder erweichenden Stoffen wie Perubalsam (mit Erfolg nur einige Male Jodlenizet) und Salizylsäure. Auch habe ich eine Erweichung durch Salizylsäurepflastermull hie und da erzielt und alsdann obige Salben- oder Pflasterverbände angelegt. Da diese Ulcera fast völlig anästhetisch sind, kann man die schärfsten Adstringentien ruhig anwenden. Wechsel der uns zur Verfügung stehenden Adstringentien spielt bei diesen langwierigen Fällen eine große Rolle, da die Wunde nur kurze Zeit auf ein Mittel reagiert.

Nicht denselben gewünschten Erfolg hat man bei den durch die lange Stase bindegewebig entarteten Beingeschwüren. Monatelanger Versuch mit der angegebenen Behandlungsmethode führt noch oft zur Heilung. Andernfalls kann nur die Chirurgie helfen und auch hier nicht immer. Erfahrung habe ich nur in der Zirkumzision nach Krause, in der Exzision und Thierschschen Transplantation. Die einfache Transplantation nach Thiersch ist meist nicht möglich, da kein Granulationsgewebe zum Anheilen vorhanden ist, dasselbe gilt von dem Krauseschen Lappen. Auch den neuerdings angegebenen Methoden von Sacurane aus der Neisserschen Klinik und von Passauer können meiner Meinung nach nur dann Erfolg haben, wenn nur eine teilweise in

[1] Therapie der Gegenwart.

der Umgebung des Ulcus vorliegende bindegewebige Veränderung des Unterschenkels vorhanden ist. Bekomme ich einen derartigen Fall, so will ich gern eine Nachprüfung vornehmen. Sacurane hat die Geschwürfläche und deren Ränder ins Gesunde hinein skarifiziert, und zwar so, daß das fibröse Gewebe durchschnitten wurde, einen Tag mit trockner Gaze, dann 4 Tage lang mit Borvaseline, später mit Kampherwein verbunden, sodann nach Thiersch transplantiert. Passauer transplantierte nach Thiersch, nachdem er vorher die Vena saphena unterbunden hatte. Die Exzision mit nachfolgender Salbenbehandlung setzt häufig noch ein größeres Loch, als das frühere war, das nicht zuheilen will und erfordert dann nach langer Reinigung durch feuchte Verbände häufig noch eine Transplantation, die auf dem veränderten Gewebe nicht immer anheilt, was ja, wenn man pathologisch-anatomisch denkt, leicht klar ist.

Bevor ich die Art der Versorgung der Ulcera beende, kann ich es nicht unterlassen darauf hinzuweisen, daß ein größerer Teil der Ulcera varicosa unter dieser Flagge geht und doch luetischer Natur ist. Nicht das Vorhandensein von Varizen beweist, daß es sich um ein Ulcus varicosum handelt, nicht spricht immer das atypische Aussehen des Geschwürs gegen Lues. In einer Reihe von Fällen machte mich der langsame Heilungsverlauf stutzig, Jodkali brachte Besserung und die Wassermannsche Reaktion bestätigte das Vorhandensein von Lues. Auch möchte ich nicht andere Erfahrungen verschweigen, die häufiger Beschleunigung der Heilung herbeiführten. Es sind dies Punkte, auf die bisher, soweit ich weiß, noch niemand hingewiesen hat.

Gründliche Anamnese und Untersuchung aller Organe gaben in sehr vielen Fällen Anhaltspunkte zur Allgemeinbehandlung. Man untersuche das Herz: es findet sich ein fast kompensierter, dem Patienten nicht merkbarer Herzfehler. Behandlung desselben je nach dem Befunde bringt mit einem Schlage Besserung des Ulcus. Die Anamnese ergibt chronische Verstopfung: Abführmittel lindern die Schmerzen, verringern die Sekretion und führen zur Reinigung des Geschwürsgrundes. Patient hat Nephritis: die Diät fördert die Heilung. Ungenügende Urin- und Schweißabsonderung führen zu starker Sekretion der Wunde, daher rege ich erstere Ausscheidungen schon seit Jahren an. Witterungswechsel führt bei Rheumatikern zu stärkerer Schmerzbildung am Ulcus, auf Gabe von antirheumatischen inneren Mitteln lassen die Schmerzen nach. Während der Menses findet man sehr häufig stärkere Sekretion und meist Stillstand im Heilungsprozeß usw. usw. Dies sind Punkte, die erfahrungsgemäß festliegen, zum Teil wohl völlig erklärlich sind, zum Teil aber einer Aufklärung bedürfen. Es sollte mich freuen, wenn andere Kollegen meine Erfahrungen bestätigten und wissenschaftlich begründen könnten.

Nach Versorgung des Geschwürs nach den besprochenen Regeln und gründlicher Reinigung der Umgebung desselben mit Benzin oder Äther, sowie mit Desinfizientien (eventuell auch Jodpinselung bei nicht dünner und empfindlicher Haut) zur Vermeidung einer neuen Infektion erfolgt die Anlegung des Verbandes.

Derselbe muß folgende Bedingungen erfüllen:

1. das Ulcus genügend gegen Infektion schützen,
2. die Stase mindern oder möglichst beseitigen,
3. in ambulanter Praxis verwandt werden können.

Je nach der Dauer unterscheide ich zwischen Verbänden, die häufig gewechselt werden müssen, und Dauerverbänden.

Zu ersteren gehören die Salbenverbände. Dieselben lasse ich nur 1—2 Tage liegen, um ein Ranzigwerden der Salbe und die damit verbundenen Zersetzungen auf der Haut zu vermeiden. Hierzu verwendet man am besten den einfachen Kompressionsverband mit 8—12 cm breiten Cambricbinden. Derselbe beginnt oberhalb der Malleolen mit einer Zirkulärtour, wickelt dann den Fuß in 8tertouren ein und setzt sich als Zirkulärtouren bis zum Knie fort unter gleichmäßiger, ziemlich fester Kompression des Unterschenkels, wobei jede Falte, abgesehen von Renversés, vermieden werden muß. Können die Patienten nicht genügend zur Behandlung erscheinen, so empfiehlt es sich, den Verband noch durch Stärkebinden zu fixieren, an der Stelle des Ulcus ein derartig großes Fenster anzulegen, daß die Kranken den alten Salbenbelag durch Öl, Äther oder Benzin entfernen, die Umgebung reinigen und das Salbenpflaster täglich oder alle 2 Tage erneuern können. Entstehen irgendwo Schmerzen unter dem Verbande, so soll derselbe sofort abgenommen werden, andernfalls kann er 14 Tage liegen bleiben.

Ist das Geschwür mit Pulver versorgt, so wirken stets am besten die Dauerverbände. Es sind dies

1. Heftpflasterverbände,
2. Zinkleimverbände (Unna),
3. Peptonverbände (Schleich),
4. Mastixverbände (Oettingen),
5. Watteverbände,
6. Wasserglasverbände,
7. Verbände mit Klebrobinden,
8. Dostrahverbände (nach Strahl),
9. Verbände mit unelastischen Schnallgurten (nach Heermann).

Die am meisten bekannten Heftpflasterverbände sind die Baynton-schen Heftpflastereinwicklungen. Dieselben bestehen darin, daß 2—3 cm breite und etwa 40—50 cm lange Diachylonpflasterstreifen dachziegelartig übereinandergelegt werden, so daß die sich kreuzenden Schenkel auf der

Seite des Geschwürs zu liegen kommen. Die Einwicklung beginnt an den Metatarsen und setzt sich fort bis zur Tuberositas tibiae. Sodann werden 4mal zusammengelegte, 10 cm breite Kalikotbinden, so fest es der Kranke verträgt, gleichmäßig darüber gewickelt. Der Verband bleibt 8 Tage, später eventuell länger liegen, wenn man sich überzeugt hat, daß der Patient den Verband gut verträgt. Statt der Diachylonpflaster kann man auch das Helfenbergsche Emplastrum adhaesivum mite extensum verwenden.

Ich bevorzuge andere Heftpflasterverbände, die einfacher sind und das gleiche leisten. Als Pflaster benutze ich gleiche reizlose Streifen wie die vorhin aufgeführten oder lasse mir selbst reizlose Pflaster zubereiten, denen ich je nach dem Zwecke, den das Pflaster erfüllen soll schwache Medikamente beimischen lasse (z. B. Xeroform, Blei zur Adstringierung, ganz schwache Desinfizientien bei Gefahr einer Infektion). Die 4 cm breiten Streifen lege ich wie Baynton dachziegelförmig über das Ulcus und die nächste Umgebung, nicht aber um die anderen Stellen des Unterschenkels. Zur Vermeidung von Eindrücken am oberen oder unteren Rande der Streifen klebe ich dies Pflaster so auf, daß bei Bewegungen der Muskel und Sehnen eine Reibung vermieden wird. Dies erreiche ich dadurch, daß ich die Streifen nicht zirkulär um den Unterschenkel verlaufen lasse, sondern entsprechend dem Muskelzuge von unten nach oben schräg; ob schräg von unten hinten nach oben vorn oder umgekehrt, richtet sich nach der Lage des Ulcus. Bei den Ulcera an den Malleolen genügen einige Streifen anfangend hinter der Achillessehne nach vorn auf den Fußrücken, bei denjenigen unter den Malleolen ein oder zwei Streifen von der dem Ulcus gegenüberliegenden Seite um die Achillessehne herum zu den Metatarsen ziehend. Selbstverständlich müssen diese Streifen völlig fest und ohne jede Falte angelegt sein. Befürchte ich zu starke Mazeration der Umgebung durch Sekret, so durchlöchere ich das Pflaster, damit für Abfluß gesorgt ist, lege je nach Bedarf zur Ansaugung etwas Watte über das Pflaster, streue hierauf event. noch Bolus alba und fette die nächste Umgebung des Ulcus mit schwachen Salben ein. Zur Abflachung der Geschwürsränder ziehe ich dieselben, wie schon früher erwähnt, nicht aneinander, sondern auseinander. Ich erwähne dies noch einmal, da hierdurch ein größerer Ersatz der Haut erzielt und die Gefahr des baldigen Rezidivs hierdurch vermindert wird. Über die Pflaster kommt dann ein einfacher Kompressionsverband mit einer 10 cm breiten Cambricbinde, durch den der ganze Fuß von den Zehen ab und der Unterschenkel eingewickelt wird. Ebenso wie bei den anderen Heftpflasterverbänden bleibt derselbe 8—14 Tage liegen, je nachdem er vertragen wird. Entstehen stärkere Schmerzen, so lasse ich selbstverständlich schon vorher den Verband abnehmen, damit keine unangenehmen

Komplikationen eintreten und überlege, je nach dem Befunde, ob derselbe Verband möglich oder ein Wechsel in der Behandlung nötig ist.

Ich warne daher nochmals vor Schematisierung und muß mich immer wundern, wenn Kollegen schreiben, daß ihre Methode so gute Erfolge erzielt hat. Nur die richtige Beurteilung des momentanen Status muß einem die augenblickliche Handlungsweise aufzwingen.

Die zweite am weitesten in Ärztekreisen bekannte Verbandmethode ist der Verband mit Zinkleim nach Unna:

(Gelat. alb.	75,0
Solve in aqua fervid.	250,0
Zinkoxyd	75,0
Glyzerin	125,0).

Nach Reinigung und Entfettung des Unterschenkels wird derselbe mit dem im Wasserbade flüssig gemachten Zinkleime gepinselt. Zur Vermeidung von Druck wird um das Ulcus und an dem Ende des späteren Verbandes unterhalb des Knies und um den Fußknochen, sowie an den Malleolen etwas Watte gelegt. Zum Verband werden am besten gestärkte Gazebinden von 10 cm Breite und 10 cm Länge genommen, die doppelköpfig, d. h. von den beiden Enden her nach der Mitte zu aufgerollt sind. Diese werden angefeuchtet und ausgedrückt. Hiermit erfolgt ein Kompressionsverband von den Mittelfußknochen zum Knie. Selbstverständlich läßt man zur Vermeidung von Druck oben und unten etwas Watte überstehen. Je nach Lage des Falles bleibt der Verband bis zu 3 Wochen liegen.

Als weitere Verbände sind bekannt die Peptonverbände nach Schleich. Sie haben den Vorteil, daß sie ihrer austrocknenden Wirkung wegen eventuell auch schon bei geringen Mazerationen und bei nur wenig nässenden Ekzemen angewandt werden können, müssen aber der schnellen Eintrocknung und Brüchigkeit wegen meist schon in wenigen Tagen erneuert werden. Die nur frisch brauchbare Pasta wird am besten messerrückendick auf dem ganzen Unterschenkel aufgetragen, sodann ein Kompressionsverband mit Mull oder Kalikotbinde angelegt

(Pepton, Amyl., Zinc. oxydat.	aa	30,0
Gummi akac.		60,0
Aq. qu. s., Lysol, ol. Meliss.		
Ostind.	aa	gtts. VI).

Empfehlenswerter bei völlig intakter Haut halte ich die Mastixverbände v. Oettingens. Ich selbst habe die ersten Versuche mit v. Oettingen in dieser Hinsicht gemacht und mich von der vollständigen Reizlosigkeit der Verbände überzeugen können. Die Anwendungsweise ist die gleiche wie bei dem Unnaschen Zinkleimverband, nur möchte auch ich dabei wie v. Oettingen empfehlen, Barchentstoff von 10 cm Breite zu den Verbänden zu verwenden, da sich dieser der Haut besser anschmiegt. Die Verbände bleiben durchschnittlich 14 Tage liegen.

(Terebint.	15,0
Mastix	12,0
Colophon.	28,0
Spirit. (90 %)	180,0
Äther	20,0).

Als weitere Verbände kommen in Betracht die Wattaverbände. Nach Überdeckung der Ulcera mit durch Pflaster fixierte Gazestreifen folgen 10 cm breite Wattarollen vom Fuße bis zum Knie, die durch 10 cm breite Kalikotbinden komprimiert und durch Stärkebinden versteift werden. Ein Wechsel ist nötig nach 1—2 Wochen je nach Sekretion.

Weniger für die Praxis geeignet sind die Wasserglasverbände von kieselsaurem Natron, über die ich keine Erfahrung habe, die auch meiner Meinung nach nur in den Fällen ohne jede Sekretion oder mit Bildung von Fenstern zur Behandlung herangezogen werden können.

Eine bequeme Neuerung stellen die von der Fabrik Teufel in Stuttgart hergestellten Klebrobinden dar, die als fixierender Kompressionsverband angelegt von selbst auf der Haut festkleben.

Vielfach wird der Dostrahverband nach Strahl gelobt (sämtliche dazu nötigen Utensilien liefert Dr. Strahl-Hamburg). Derselbe legt bei kleinen Ulcera ein Stück Dostrahpflaster so über das Geschwür, daß das Loch in dem Pflaster über dem Ulcus liegt und der Rand ringsherum 1/2 cm weit überdeckt ist. Bei ausgedehnten Geschwüren werden die Ränder desselben mit entsprechend großen Stücken des Pflasters in der Weise beklebt, daß die der Länge nach auf die Ränder gelegten Pflasterstücke mit der einen Hälfte den Wundrändern aufliegen, während die andere Hälfte in den Substanzverlust hineinragt. Darüber kommt eine handtellergroße Dostrahkompresse in achtfacher Schicht, die durch eine Dostrahbinde locker umwickelt wird. Mit einer appretierten Dostrahbinde erfolgt sodann der Kompressionsverband. Alle 3—4 Tage soll der Verband erneuert werden. Zur Nachbehandlung benutzt Strahl eine Dostrah-Puderbinde und Dostrah-Gummibinde.

Am bequemsten und von den Patienten am leichtesten anzulegen sind die Verbände nach Heermann, der durch unelastische Schwellengurten (zu beziehen von Evens und Pistor) das Bein einwickelt. Dem Vorteil der leichten Erneuerung steht aber der Nachteil entgegen, daß sie an den Rändern Druck verursachen und daher zu neuer Geschwürsbildung führen können.

Über die Martinische Gummibinde (Boston), unter der durch Luftabschluß Heilung erfolgen soll, kann ich nichts sagen, ebensowenig über die Behandlung mit Patentschnürstrümpfen (von G. Mangold-Stuttgart.)

Sämtliche vorher erwähnten Dauerverbände haben den Vorteil, daß sie der ambulanten Behandlung mehr oder weniger Genüge leisten, ein Vorteil, der nicht zu unterschätzen ist, da die meisten Kranken mit Beingeschwüren den Ständen angehören, die sich keine Ruhe gönnen können — Bäcker, Metzgerfrauen, Wirte, Wäscherinnen, Köchinnen —, Leute, die viel stehen müssen. Auch aus rein medizinischen Gründen bevorzuge ich die ambulante Behandlung, da bei dem Herumgehen ein festeres, resistenteres Narbengewebe gebildet wird, als in Ruhelage. Mit der Ansicht, daß nur durch Hochlagern und Ruhiglegen des Beins Heilung erzielt wird, sollte man doch endlich einmal brechen! Wie häufig habe ich doch erleben müssen, daß nach Heilung in Ruhelage bei den geringsten Gehversuchen das dünne Narbengewebe wieder aufriß.

Hiermit komme ich auf das Thema, wie lassen sich Rezidive vermeiden?

Die Beantwortung liegt einerseits in einer konservativen, andererseits in radikaler Behandlung. Beide bestehen in Beseitigung der Stauung, erstere ferner noch in der Vermeidung von Schädlichkeiten und in der Verhärtung des Narbengewebes. Die konservative Beseitigung der Stauung erreicht man am besten durch ständige Wicklungen der Beine mit Trikotschlauchbinden, elastischen Gummibinden oder Cambricbinden. Ist dies den Patienten zu umständlich, so verordne ich Gummistrümpfe, nach Maß anzufertigen, nahtlos, mit ziemlich weiten Maschen, um ein Ausdunsten zu ermöglichen. Sind Ödeme (ohne anderweitige Erkrankung) vorhanden, so genügen neben obigen Verordnungen nachts warme Umschläge mit essigsaurer Tonerde (in der bekannten Mischung), bei intakter Haut wirken oft Wunder Salzwedelsche Umschläge:

Sprit. dolut.		450
Liq. Alum. acet.	ad	500,0

12stündlich nach Art der Priessnitzschen Umschläge zu erneuern. Sehr gut wirken auch diese Umschläge bei Thrombosen und elephantiastischen Verdickungen der Beine. Nur muß man es sich zum Prinzip machen, diese Verbände monatelang gebrauchen zu lassen. Mazeriert die Haut, so genügen Vaselineinfettungen einige Tage bei Ruhe und Hochlagerung zur Beseitigung der Komplikation.

Die Schädlichkeiten, welche eventuell ein Aufplatzen der Narbe herbeiführen, sind abgesehen von der Stase und Trauma am meisten Bildung von Krusten, unter denen sich Sekret ansammelt, ferner Juckreiz und dadurch bedingte Kratzeffekte. Beide vermeidet man durch ständiges Einfetten der Haut nach vorherigem Waschen mit schwachen Desinfizientien.

Gern benutze ich zu diesem Zwecke tägliches Abwaschen mit Oxyzyanatlösung (1,0 : 4000,0) und Einfetten mit Salizyl-Zinksalbe:

Acid. salicyl.		2,0
Zinc. oxydat.		20,0
Vasel. oder Lanolin	ad	100,0

M. f. ungt.

Zur Abhärtung der Narbe lasse ich dieselbe richtig gerben mit Gerbsäure (10,0 : 1000,0) oder Lohbädern. Bei völlig intakter Haut und schon fester Epidermis ohne Reizerscheinung kann eventuell $2\,^0/_0$ige Formalinlösung (mit Vorsicht zu gebrauchen) gute Verhärtung herbeiführen. Auch sah ich sehr schöne Erfolge bei monatelangem Gebrauche von Sonnenbädern, in einigen Fällen sogar hierbei gleichzeitig Schrumpfung der Varizen.

Weniger sympathisch ist mir die Radikalbehandlung der Varizen, da ich hierbei im Laufe der Jahre unangenehme Erfahrungen gemacht habe. Ein unbedingter Anhänger bin ich nur von der Unterbindung der Vena saphena magna an ihrer Durchtrittsstelle am Quadrizeps, falls das Trendelenburgsche Phänomen positiv ist. Meine Erfolge in diesen Fällen waren wirklich gut. Nie werde ich mich aber zur Totalexstirpation der Varizen entschließen, die ich vor Jahren mit großer Freude und in dem Bewußtsein, den Patienten viel genützt zu haben, häufig ausgeführt habe mit dem glänzenden Erfolge, daß sich tiefer liegende Venen erweiterten, und daß sich nach wie vor neue Ulcera bildeten. Dieselben Erfahrungen werden u. a. auch von der Brunsschen Klinik bestätigt. Madelung hat nach Unterbindung der Saphena an der Einmündungsstelle in die Vena femoralis Exstirpation der ganzen Venenkonvolute empfohlen. Die Erolge sollen in $86\,^0/_0$ gut gewesen sein. Das von Friedel und später von Stieda empfohlene Verfahren, das darin besteht, daß an verschiedenen Stellen des Unterschenkels derselbe zirkulär umschnitten und die Venen unterbunden werden, will ich gelegentlich nachprüfen, da dies Verfahren stauungshemmend und gleichzeitig resorbierend wirkend sein muß.

Hiermit glaube ich das Thema beenden zu können und würde mich freuen, wenn ich durch die Arbeit etwas Klärung in die Ulcerabehandlung gebracht hätte.

Daß ich mich an die Bearbeitung herangewagt habe, ist der Wunsch meines hochverehrten früheren Lehrers, Herrn Prof. Max Joseph, sowie des Herrn S. R. Hamel-Düsseldorf, an dessen reichem Materiale wir beide die geschilderten Erfahrungen gemacht haben.

Druck von Metzger & Wittig in Leipzig. 127

FSC
www.fsc.org
MIX
Papier | Fördert gute Waldnutzung
FSC® C083411

Zeitfracht Medien GmbH
Ferdinand-Jühlke-Straße 7
99095 Erfurt, Deutschland
produktsicherheit@kolibri360.de